CLINIQUE

DES MALADIES DES YEUX

DU

Dʳ LANDOLT

Directeur adjoint du laboratoire d'ophthalmologie à la Sorbonne.

COMPTE RENDU POUR L'ANNÉE 1878

COULOMMIERS

IMPRIMERIE PAUL BRODARD

—

1879

CLINIQUE

DES MALADIES DES YEUX

DU

Dr LANDOLT

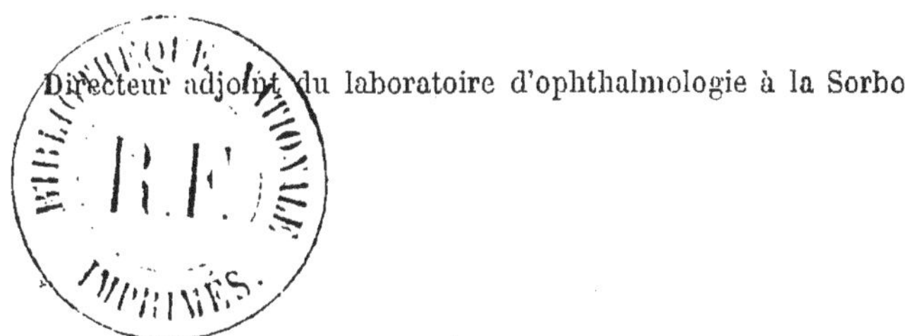

Directeur adjoint du laboratoire d'ophthalmologie à la Sorbonne.

COMPTE RENDU POUR L'ANNÉE 1878

COULOMMIERS

IMPRIMERIE PAUL BRODARD

—

1879

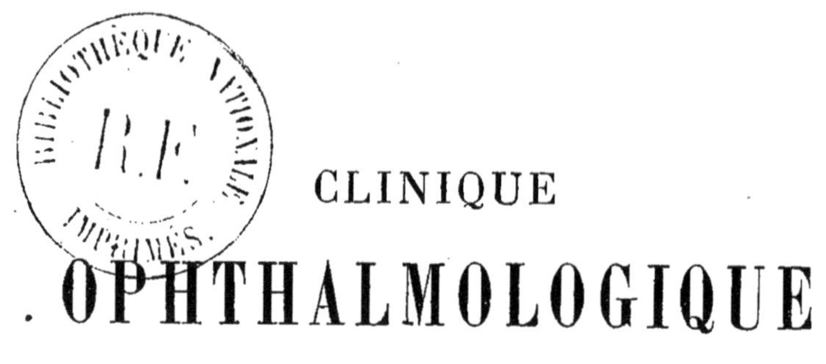

CLINIQUE
OPHTHALMOLOGIQUE

DU Dr LANDOLT

COMPTE RENDU POUR L'ANNÉE 1878

La clinique est située rue Saint-André-des-Arts, 27, c'est-à-dire à peu près au centre de Paris ; elle est entièrement entretenue à nos frais.

Les consultations y ont lieu tous les jours, de midi à deux heures, et sont, pour la presque totalité, gratuites.

Du 1er janvier 1878 au 1er janvier 1879, nous avons enregistré 3,039 malades, qui presque tous sont revenus jusqu'à leur entière guérison ; nous avons donc vu chaque jour 200 à 300 malades.

La clinique possède quinze lits destinés à ceux dont l'état exige des soins assidus ou une opération importante. Malgré le nombre considérable des opérations que nous avons eu à pratiquer, ce chiffre a été parfaitement suffisant, car les moyens de circulation sont, dans Paris, aussi multiples que commodes, et, par suite, un grand nombre d'affections qui, ailleurs, auraient nécessité un séjour à l'hôpital, ont pu être facilement traitées aux consultations. D'autre part, nous avons toujours autorisé la sortie du malade dès que son état ne rendait plus son séjour absolument indispensable à l'infirmerie.

Voici comment les affections oculaires, traitées pendant l'année 1878, se répartissent, suivant les parties de l'œil principalement atteintes, et les opérations qu'elles ont nécessitées :

PAUPIÈRES

Blépharites	138
Chalazions	49
Orgeolets	32

CONJONCTIVE

Conjonctivites aiguës.	271
Conjonctivites chroniques.	202
Conjonctivites granuleuses.	143
Conjonctivites purulentes.	55

VOIES LACRYMALES

Catarrhes des voies lacrymales	89
Suppuration du sac lacrymal	36

CORNÉE

Kératites phlycténulaires.	297
Kératites interstitielles	37
Leucomes.	152
Kératocones.	7

SCLÉROTIQUE

Episclérites et sclérites	46

IRIS ET CORPS CILIAIRE

Affections de l'iris et du corps ciliaire.	100

CHOROÏDE

Choroïdites	118

GLAUCOME

Glaucomes	38

CRISTALLIN

Affections du cristallin	286

CORPS VITRÉ

Affections du corps vitré	65

RÉTINE

Affections de la rétine.	89

NERF OPTIQUE

Affections du nerf optique.	116

ANOMALIES DE LA RÉFRACTION

Hypermétropie . . . 335
Myopie 198
Astigmatisme régu-
lier 75

MUSCLES

Affections des mus-
cles de l'œil . . . 64

ORBITE

Affections de la ca-
vité orbitaire . . . 18

TUMEURS

Tumeurs 28

MALADIES GÉNÉRALES

Affections des yeux
sous la dépendance
de l'état général. 41
Amblyopies toxiques. 34

ATROPHIE DU GLOBE

Atrophies du globe
oculaire. 24

Opérations

	Succès complet.	Demi-succès	Succès nul.
Transplantations du bord ciliaire.	5	5	»	»
Ptérygions	15	15	»	»
Abrasion de la cornée. .	1	1	»	»
Ténotomies.	40	38	2	»
Avancements musculaires.	10	9	1	»
Iridectomies	88	88	»	»
Iridotomies.	11	11	»	»
Extractions de cataracte.	82	76	4	2
Opérations du décollement de la rétine. . .	4	»	2	2
Extraction d'un cysticerque	1	1	»	»
Enucléations	7	7	»	»
Epithéliomas	4	4	»	»
Ensemble.	268	255	9	4

Nous ferons remarquer que nous n'avons tenu compte, dans ce tableau, ni des ablations de corps étrangers, ni des paracentèses de la cornée, des chalazions, des orgeolets, des abcès, des opérations des voies lacrymales, ni des autres petites opérations aussi peu importantes, dont nécessairement le nombre aurait été assez considérable pour doubler le chiffre de nos opérations.

Ce compte rendu ayant simplement pour but de donner une idée générale du mouvement de notre clinique, du nombre des malades, des affections observées et traitées, des opérations et des travaux scientifiques qui en sont sortis, nous n'entrerons pas dans de longs développements sur ces différents sujets. Nous nous réservons de les traiter en leur lieu et place, c'est-à-dire dans les journaux spéciaux, où il nous sera plus facile d'entrer dans des explications et des discussions scientifiques. Nous nous contenterons donc d'indiquer ici, en peu de mots, les méthodes de traitement et les procédés opératoires nouveaux qui présenteront le plus d'intérêt pour la pratique. Lorsque nous ne signalons pas la méthode de traitement, il va sans dire que nous avons employé la médication habituelle, tout en faisant observer que *c'est moins le médicament qui amène la guérison, que la méthode suivant laquelle il est employé, le moment opportun où on l'applique, et le point précis sur lequel on le fait agir.*

Blépharite.

Dans la blépharite ciliaire chronique, si rebelle à tout traitement, nous avons obtenu des guérisons promptes et radicales à l'aide de l'épilation des cils malades, signalés par MM. Schiess et Stilling. Ces cils sont courts, relativement gros et très-noirs ; leur bulbe est malade, rempli de pigment qui envahit peu à peu le cil tout entier. Ils entretiennent l'inflammation du bord palpébral, et, contrairement à ce qui arrive pour les cils normaux qui tombent et se renouvellent tous les trois mois environ, ceux-ci semblent ne pas être soumis à cette évolution ; ils deviennent ainsi une source d'irritation constante et un obstacle à la guérison de la blépharite.

Après l'épilation, l'inflammation cesse, la blépharite guérit, et les places même qui en sont dépourvues se garnissent à nouveau de cils sains.

En dehors de cette médication principale, nous employons la pommade jaune à la vaseline et les autres médicaments habituellement en usage.

Chalazions.

Nous opérons toujours les chalazions par la face interne de la paupière.

Le chalazion est situé dans l'épaisseur du cartilage tarse, et par conséquent il est beaucoup plus rapproché de la face interne de la paupière, où il n'est recouvert

que par la muqueuse ; tandis que, du côté externe, on
ne parvient sur la tumeur qu'après une incision préa-
lable de la peau, du tissu adipeux, du tissu cellulaire
sous-cutané, des plexus veineux, du muscle orbiculaire
et du cartilage ; de plus, le chalazion est nettement
indiqué du côté interne par une tache grisâtre, de
sorte qu'il est impossible de se tromper sur son siège.

On évite ainsi les cicatrices apparentes et l'emploi
des sutures.

Conjonctivite.

La conjonctivite trachomateuse, granuleuse, et les
kératites qui en sont la conséquence, nous ont fourni,
malheureusement, un très-grand contingent de malades.
Mais nous avons eu aussi la satisfaction de voir guérir
des cas même très-anciens, et cela non à l'aide de cautérisations violentes, ni en excisant les granulations,
mais en localisant une cautérisation délicate (généralement par le sulfate de cuivre) aux points seuls où siègent
les granulations, et en modifiant les cautérisations suivant l'état d'irritation plus ou moins grand de l'œil.

Dans les cas d'entropion, nous avons mis en usage
tantôt le procédé de Streatfield-Snellen, tantôt la trans-
plantation d'après Arlt.

Affections du sac lacrymal.

Pour ces affections, le traitement a été le suivant :
Dans tous les cas, nous avons incisé le canal lacrymal

supérieur, que nous choisissons comme formant la prolongation naturelle du canal nasal, ce qui permet l'introduction plus facile de la sonde. Nous passons d'abord une sonde n° 5 ou 6, boutonnée, de Bowmann, d'une part pour rétablir le passage, de l'autre pour reconnaître la présence des lésions osseuses, s'il s'en trouve. Puis nous faisons des injections d'hyposulfite de soude, de borate de soude, ou de sulfate de zinc, à l'aide d'une sonde creuse qui correspond, à peu près, au n° 5 de Bowmann, et que l'on retire au fur et à mesure que passe le liquide.

Dans les cas de suppuration du sac lacrymal, qu'on désigne à tort sous le nom d'abcès ou de tumeurs lacrymales, nous nous abstenons toujours d'ouvrir le sac selon le procédé consacré, à l'aide d'une incision dans la paroi antérieure. Au contraire, nous incisons d'abord le canal lacrymal supérieur, nous y introduisons un couteau de Stilling, et nous ouvrons le sac lacrymal en sortant par le canal lacrymal inférieur. Le pus renfermé dans le sac sort tout aussi bien ainsi, et nous évitons à la fois la fistule et la cicatrice, si nuisible et si disgracieuse, de l'angle interne de la paupière inférieure.

Pour les malades qui se sont présentés à notre clinique avec une fistule lacrymale déjà formée, nous avons obtenu une guérison radicale en procédant ainsi qu'il suit :

Ouverture du sac lacrymal, suivant la méthode que nous venons d'indiquer ; avivement des bords de la fistule, qui sont ensuite réunis par quelques points de suture ; s'il est nécessaire, introduction dans le canal nasal d'une sonde en or (Schweigger) qui reste à demeure pendant plusieurs jours et n'est retirée que pour le pansement.

L'inflammation et la sécrétion purulente du sac lacrymal cèdent habituellement aux injections d'hyposulfite de soude ou d'astringents, qui sont répétées tous les deux ou trois jours.

Ce traitement modifie toujours la nature de la sécrétion. Quand, au bout de quelques semaines, la suppuration du sac n'est pas tarie, nous pratiquons une cautérisation du sac lacrymal : nous touchons toute la muqueuse à l'aide d'une perle de nitrate d'argent mitigé, fixée à l'extrémité d'une tige d'argent (parties égales de nitrate d'argent et de potasse).

Cette cautérisation n'a pas pour but la destruction du sac lacrymal, mais seulement la modification de sa muqueuse ; on peut la répéter plusieurs fois à huit jours d'intervalle ; mais, simultanément, nous continuons l'usage des injections.

Kératite.

Dans les kératites chroniques et interstitielles, nous avons employé avec grand avantage les douches de vapeur locales.

Le malade est assis devant un vaporisateur dont le

tuyau d'échappement se dirige vers l'œil. Pour rendre possible le traitement simultané de plusieurs malades, nous avons établi un vaporisateur à huit becs d'échappement.

Généralement, l'eau simple suffit ; mais, dans les cas rebelles, nous y ajoutons de la teinture d'opium.

Iritis.

Dans les iritis chroniques, outre l'atropine et le traitement général, nous avons employé avec grand avantage des paracentèses répétées de la chambre antérieure.

Dans un cas d'iritis chronique, où l'atropine était mal supportée, l'éserine nous a donné un bon résultat.

Cataracte.

Le procédé d'opération que nous avons suivi dans la cataracte est le suivant :

Les paupières du patient sont maintenues légèrement écartées par les doigts d'un aide. Le globe de l'œil est fixé, pour le premier temps de l'opération seulement, à l'aide d'une pince sans griffes, dont les mors sont garnis de caoutchouc. La ponction et la contre-ponction sont faites, avec un couteau linéaire, à la limite de la sclérotique et de la cornée, dans leur moitié inférieure ; la section occupe toujours exactement le bord de la cornée, et elle est plus ou moins grande suivant les dimensions de la cataracte (fig. 1).

Après la section, nous ne faisons plus usage de la pince à fixation, et les paupières sont abandonnées.

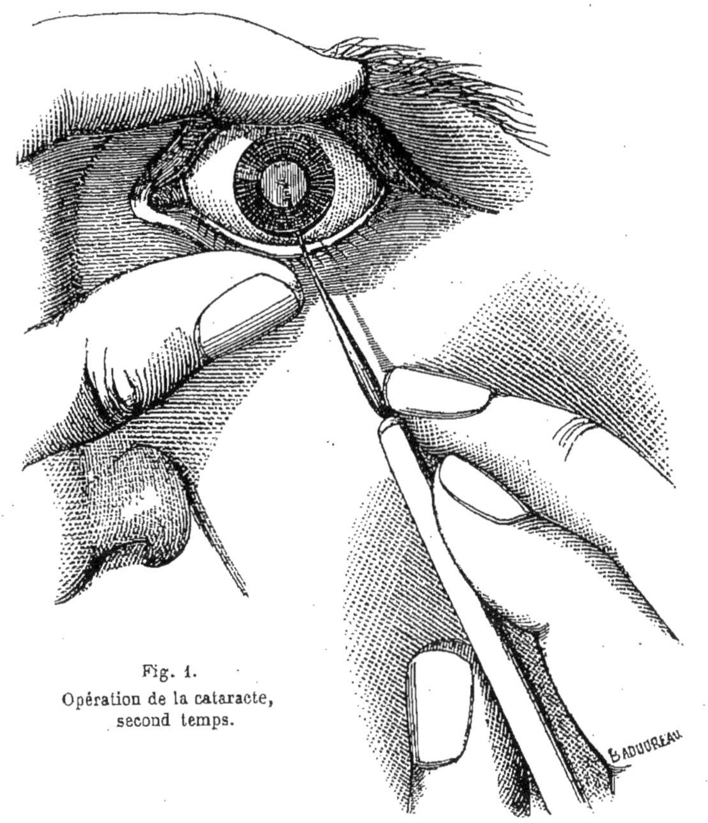

Fig. 1.
Opération de la cataracte,
second temps.

L'opérateur, les soulevant alors lui-même de la main gauche, fait la kystitomie, sans fixer le globe (fig. 1). Des pressions délicatement exercées avec les paupières supérieure et inférieure font sortir la cataracte avec toutes les masses corticales.

L'iris rentre habituellement d'elle-même ; rarement on a besoin de favoriser ce retrait avec la spatule de caoutchouc, d'employer l'éserine ou le chlorhydrate de quinine, que nous administrons quelquefois cependant comme désinfectant et, à la fois, comme stimulant des contractions·de l'iris.

L'iridectomie n'est pratiquée que lorsque la cataracte est sortie très-difficilement, ce qui est d'ailleurs· l'exception.

Le but de notre procédé est de rendre l'opération aussi peu pénible que possible au malade, de lui conserver une pupille ronde, et, avant tout, l'action physiologique de l'iris.

Il est remarquable de voir combien cette opération est facilement supportée par les malades, grâce à la suppression de la pince à fixation et de l'écarteur, ce qui permet de laisser reposer le malade, les paupières fermées, entre les temps de l'opération. La suppression de l'iridectomie entre aussi pour une bonne part dans la diminution de la douleur. Il est vrai que l'opération exige, dans ces conditions, une grande sûreté de main du chirurgien, plus de délicatesse, aussi bien qu'une attention plus soutenue dans les soins consécutifs.

Affections des muscles de l'œil.

La méthode précise que nous avons inaugurée pour la détermination des mouvements des yeux, c'est-à-dire la mensuration du nombre de degrés d'excursion que l'œil peut exécuter dans toutes les directions (mensuration du champ de regard, et de l'angle du strabisme), nous a donné les résultats les plus satisfaisants au point de vue de l'étude de l'action des muscles de l'œil, du diagnostic des troubles moteurs, et surtout du traitement et des opérations.

Nous mesurons le *champ de regard*, le champ de la vision directe, à l'aide de la division en tangentes des parois de notre salle de consultation, ou à l'aide de notre périmètre[1].

Ce dernier instrument nous permet de déterminer les mouvements des yeux et leurs anomalies, même objectivement, c'est-à-dire indépendamment des réponses du malade, et sur des yeux amaurotiques. Le champ de la vision directe est tracé sur le même schéma que le champ de la vision indirecte, et nous avons déjà, de cette façon, réuni une collection nombreuse de champs de regard des plus instructifs et caractéristiques pour les différentes affections des muscles de l'œil. Je donne ici comme exemples, le champ de regard d'un œil droit, normal (courbe pleine de la figure 2) et le champ de regard d'un œil droit atteint de parésie du muscle droit externe (courbe pointillée de la figure).

1. Landolt, *Leçons sur le diagnostic des maladies des yeux*, p. 32 et suiv.

En mesurant l'angle du strabisme, ainsi que la force
du muscle paralysé et de son antagoniste, avant et

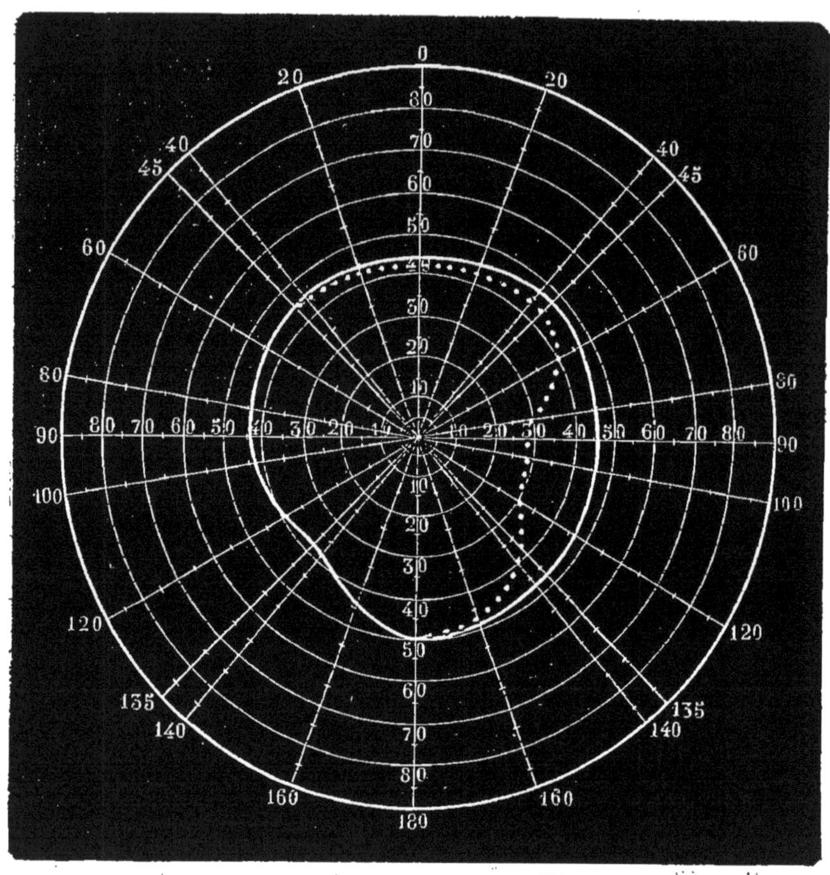

Fig. 2.

après l'opération, on arrive à préciser l'effet de cette
opération, de telle sorte que l'on n'a jamais à craindre
un effet insuffisant ou exagéré de la strabotomie, comme
cela arrive souvent quand on opère sans s'entourer de
ces précautions.

L'opération du strabisme est susceptible de variations nombreuses et délicates : incision horizontale ou verticale plus ou moins étendue de la conjonctive, dissection plus ou moins étendue du muscle ; incision dans la capsule de Ténon ; ténotomie simple du muscle ; avancement du muscle ; combinaison de la ténotomie avec l'avancement de l'antagoniste ; ténotomie sur les deux yeux ; sutures plus ou moins serrées de la conjonctive, au-dessus du muscle détaché. Mais tous ces avantages demeurent inutiles pour le praticien qui ne sait pas prévoir exactement le résultat que doit lui donner l'opération.

En profitant de ces variations dont la strabotomie est susceptible, nous avons obtenu des résultats complets, même dans les degrés les plus élevés de strabisme, et cela en opérant sur un seul œil.

Nous jugeons, en effet, contraire à la logique et à l'intérêt du malade de toucher à un œil sain, en répartissant sur les deux yeux la correction de la déviation d'un seul. Ce n'est que dans les cas de strabisme concomitant ou alternant, ou encore dans les degrés élevés d'insuffisance musculaire, que nous avons opéré les deux yeux, tous les deux atteints, dans ces cas ; tandis que la ténotomie, combinée avec l'avancement de l'antagoniste, a toujours suffi, quel que fût le degré du strabisme.

Nous avons pratiqué souvent l'avancement musculaire, quelquefois même sans la ténotomie de l'antagoniste.

On évite ainsi la protrusion de l'œil, qui accompagne fréquemment les ténotomies étendues.

Le procédé de l'avancement que nous employons consiste à faire une incision dans la conjonctive, suivant un méridien de l'œil, quelques millimètres en arrière de l'insertion du muscle ; on détache la conjonctive jusqu'au bord de la cornée et un peu au-dessus du tendon du muscle. Celui-ci est saisi avec une pince ; une suture est introduite dans l'un, une autre dans l'autre de ses bords, le tendon est détaché, et les sutures sont conduites sous la conjonctive, plus ou moins en avant vers le bord de la cornée, où chacune est nouée séparément.

Pour éviter que les sutures ne passent sur la cornée, ce qui est très-douloureux et peut donner naissance à des kératites fort désagréables, on peut retourner l'aiguille, la faire passer une seconde fois sous la conjonctive et la nouer à une petite distance du premier point.

Ce procédé est plus simple et plus sûr que celui, bien connu, du fil muni de trois aiguilles. Nous n'avons jamais besoin de fixer l'œil dans sa direction, à l'aide d'un fil prenant son point d'appui en dehors des paupières ; et nous considérons ce procédé comme tout à fait barbare.

Réfraction et accommodation.

La réfraction a été déterminée à distance simultanément avec l'acuité visuelle. Pour cet examen, nous préférons de beaucoup, à l'emploi des optomètres, le simple
choix des verres de lunettes, qui nous permet de placer
le malade dans des conditions analogues à celles où il
fera usage de ses lunettes. En outre, les résultats ont
toujours été contrôlés à l'aide de notre ophthalmoscope
à réfraction. Car nous attribuons à la détermination de
la réfraction, à l'aide de l'ophthalmoscope, la plus haute
importance ; elle est indispensable dans les cas de simulation, chez les jeunes enfants et les personnes peu
intelligentes, enfin chaque fois qu'il s'agit de constater
le degré réel de la réfraction d'un œil.

C'est en nous basant sur cette détermination ophthalmoscopique de la réfraction, que nous avons pu, dans
bien des cas, engager des myopes à se soumettre à un
traitement par l'atropinisation, qui nous a toujours
donné un résultat satisfaisant au point de vue de la guérison ou de la diminution de la myopie.

Presque toujours, l'amplitude d'accommodation a été
aussi déterminée, et on en a tenu compte chaque fois
qu'il s'est agi d'indiquer des verres de lunettes, surtout
pour le travail.

Dans la détermination de l'accommodation, deux

choses nous ont toujours frappé : d'abord la facilité avec laquelle on la pratique à l'aide du nouveau numérotage des verres d'essai, ensuite l'exactitude du diagramme dressé par notre illustre maître Donders, sur l'amplitude d'accommodation aux différents âges.

Une attention toute spéciale a été donnée à la détermination de l'astigmatisme, qui est en réalité beaucoup plus fréquent qu'on ne le croit habituellement, et dont la correction est d'un immense avantage pour les malades.

De nombreux cas d'asthénopie des plus rebelles, traités inutilement par des verres sphériques et prismatiques, par des collyres, des douches, par une médication générale, par des opérations même, cèdent après la correction de l'astigmatisme.

Nous nous proposons de publier ultérieurement, *in extenso*, les résultats fournis par la correction de l'astigmatisme.

Nerf optique.

Dans les affections du nerf optique, nous avons à noter quelques cas où le traitement par des injections sous-cutanées d'une solution de l'alcaloïde de la noix vomique nous a donné de bons résultats ; dans d'autres, il est resté inefficace. L'électrisation (courant constant et courant interrompu) entre, pour une large part, dans le traitement que nous faisons suivre à ces malades.

Dans les amblyopies toxiques, nous avons cherché, avant tout, à rétablir les conditions de nutrition normale, par la suppression absolue du tabac et des alcools, en traitant la gastrite chronique qui existe toujours dans ces cas et en administrant les fortifiants généraux et locaux, surtout l'hydrothérapie.

Influence des maladies générales sur les affections oculaires.

Une grande attention a toujours été accordée à l'état général des malades et à la recherche du rôle que celui-ci pouvait avoir joué dans l'affection oculaire pour laquelle les malades se présentaient à notre clinique.

Le traitement général, combiné avec le traitement local approprié, peut seul, en effet, donner des résultats entièrement satisfaisants.

Inutile d'insister sur les diathèses bien connues, scrofulose et autres, qui entraînent à leur suite des affections oculaires si multiples et si variées. Nous ne parlerons pas non plus des maladies organiques, mal de Bright, affections utérines, diabète, dont nous avons souvent constaté les symptômes oculaires signalés par les auteurs. Mais nous ne pouvons nous dispenser de dire quelques mots des symptômes oculaires des maladies nerveuses, de la moelle épinière, des affections cérébrales. Il n'y a aucun doute pour nous que l'ophthalmologie ne soit appelée à jeter un jour nouveau sur ces maladies, souvent si obscures. Seulement, il est nécessaire, pour cela, de savoir mettre à profit toutes les indications fournies par les fonctions multiples de l'œil, et de ne pas se contenter d'un examen ophthalmoscopique superficiel et d'une évaluation approximative des fonctions visuelles, comme cela a lieu d'ordinaire. Non-seulement il faut étudier le fond de l'œil, mais encore, dans ces cas, nous examinons : l'acuité visuelle et la perception lumineuse, à l'aide du disque de Maxwell ou de l'instrument de notre ancien chef de clinique, M. Charpentier ; la perception des couleurs, à l'aide de notre chromatomètre ; la réfraction et l'amplitude d'accommodation, suivant les procédés indiqués par Donders ; l'étendue du champ visuel et les fonctions de la vision indirecte, avec le périmètre ; et les mouvements des yeux, au moyen des méthodes que nous avons indiquées.

L'examen des mouvements de l'œil a été jusqu'à présent trop négligé dans l'appréciation des maladies cérébrales. Cependant il a une importance des plus capitales, car les noyaux d'origine et le trajet des nerfs moteurs de l'œil sont parmi les parties les mieux connues de l'anatomie cérébrale.

C'est principalement dans les hôpitaux, grâce à la bienveillance de différents chefs de services, MM. Charcot, Vulpian, Proust, Debove et autres, que nous avons pu étudier un nombre considérable de cas de ce genre, dont une partie a été publiée.

Dans l'année qui vient de s'écouler, nous avons étendu et augmenté ces recherches par l'observation de cas nombreux qui se sont présentés à notre clinique.

Nous avons observé plusieurs cas d'hémiopie temporale et latérale, et la détermination du champ visuel, combinée avec celle du champ de regard, nous a permis souvent de localiser le siége de la maladie cérébrale.

L'observation d'un cas très-curieux d'intoxication saturnine, avec scotome annulaire, a été publiée par M. le docteur Debove, et le sera incessamment par nous, dans les *Annales d'oculistique.*

Travaux scientifiques.

Parmi les travaux scientifiques qui sont sortis de notre clinique pendant l'année 1878, nous citerons les travaux que nous avons faits sur les fonctions des différentes parties de la rétine, pour établir les rapports qui existent entre la perception lumineuse, la perception des couleurs et l'acuité visuelle, au centre et aux parties excentriques de cette membrane.

Ces recherches, dont nous nous sommes occupés depuis plusieurs années, nous ont amené à des résultats fort intéressants que nous avons eu l'honneur de présenter, dans leur essence, à l'Académie des sciences, et que nous avons exposés avec plus de détails dans le chapitre de la *Périoptométrie* de l'ouvrage que nous publions avec M. de Wecker.

Le même sujet est traité dans l'excellente thèse soutenue, pour le doctorat, par notre ancien chef de clinique, M. Charpentier, actuellement professeur agrégé à la Faculté de Nancy.

Nous citerons encore notre *Manuel d'ophthalmoscopie* et la première partie du *Traité complet d'ophthalmologie*, que nous publions en collaboration avec M. de Wecker.

Enfin, nous pouvons annoncer comme prochaine l'édition anglaise de nos *Leçons sur le diagnostic des maladies des yeux*.

Durant l'année qui vient de finir, nous n'avons pas fait, comme lés années précédentes, des cours proprement dits, mais seulement des conférences cliniques, notre temps ayant été, en grande partie, absorbé par nos occupations au laboratoire d'ophthalmologie de la Sorbonne et par les préparatifs des conférences que nous devons y faire.

Appareils et instruments.

Les appareils et instruments que nous avons indiqués pour l'investigation des formes et des fonctions de l'œil, à l'état normal et à l'état pathologique, et dont l'emploi nous rend journellement de très-grands services à notre clinique, ont été exposés à l'Exposition universelle.

Ce sont :

La *double règle*, destinée à la mensuration de l'écartement et de la protrusion des yeux.

Le *pupillomètre*, instrument qui permet de mesurer le diamètre de la pupille.

Le *périmètre*, qui sert à la mensuration du champ visuel et des diverses fonctions de la vision indirecte, à la détermination du champ de regard, de l'angle du strabisme et de l'angle α.

Le *diplomètre*, qui est basé sur un principe nouveau, et destiné à la mensuration d'objets qu'on ne peut toucher et d'objets en mouvement. Il a trouvé son emploi, entre autres, dans notre *ophthalmomètre*, qui permet de déterminer rapidement le rayon de courbure de la cornée, ainsi que les dimensions des parties antérieures de l'œil.

L'*œil artificiel*, qui reproduit les propriétés optiques de l'œil réel et permet d'étudier et de démontrer les conditions de la vision dans les différents états de réfraction : hypermétropie, emmétropie, myopie, astigmatisme, accommodation. Il peut servir également à l'ophthalmoscopie et à l'étude de toutes les questions qui s'y rattachent.

Le *binocle*, qui se distingue des pince-nez ordinaires en ce qu'il se tient droit en équilibre, même sans l'intervention du ressort, par la répartition spéciale du poids, et par suite du déplacement du centre de gravité.

Notre *ophthalmoscope à réfraction*, assez connu

pour que nous jugions superflu d'en parler davantage ;
mais nous nous permettrons cependant de signaler une
modification que nous y avons apportée depuis, et qui

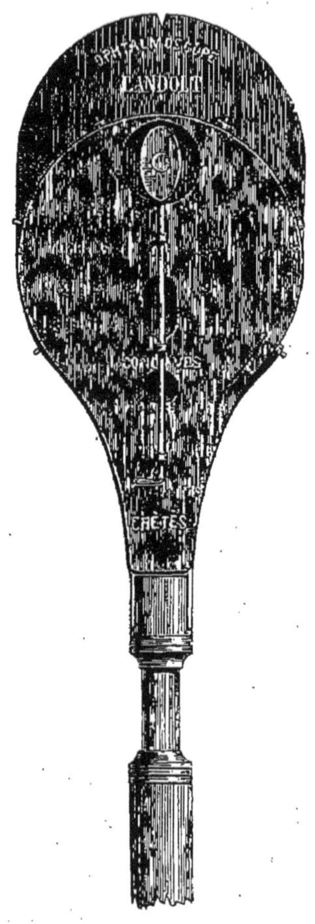

Fig. 3.

est destinée à la mensuration des objets du fond de
l'œil (fig. 3 et 4).

Derrière le miroir de l'ophthalmoscope (MM) est
adaptée une petite lame de verre mince (mm), étamée,

et dont l'étamage a été en partie enlevé. On peut avantageusement employer à cet usage un verre doré.

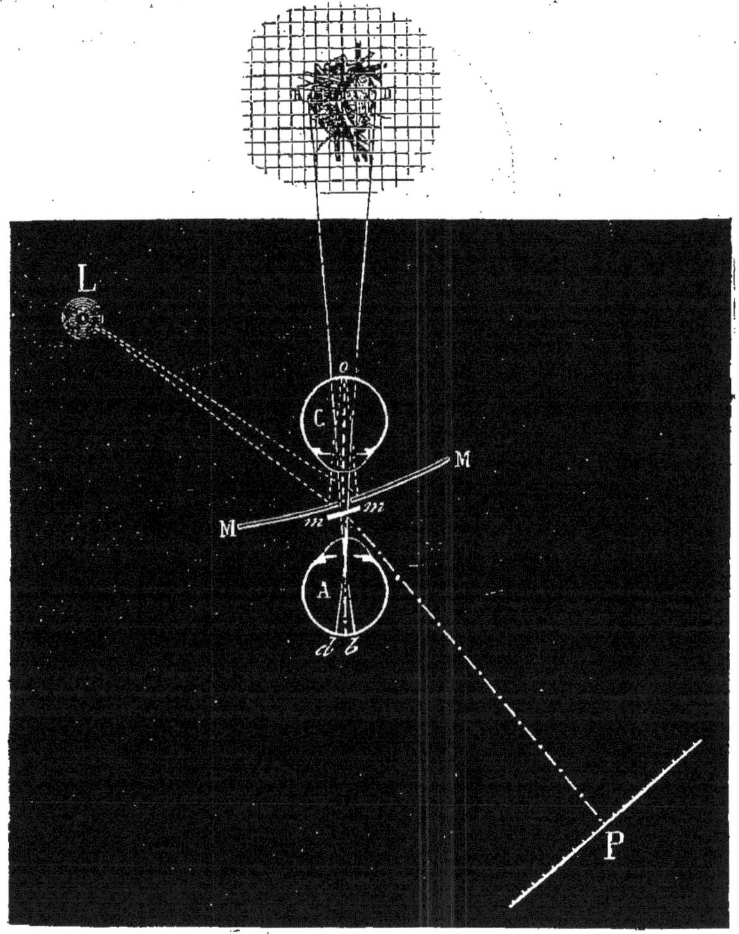

Fig. 4.

Ce petit miroir, à moitié transparent, est porté le long de l'ophthalmoscope par une petite tige coudée à sa partie inférieure ; cette extrémité, venant se placer juste sous le pouce de l'observateur, de légères pressions suffisent pour incliner le miroir sur l'axe optique d'autant qu'il est nécessaire. Le petit miroir se trouve placé exactement derrière l'ouverture du miroir ophthalmoscopique.

Pendant l'examen ophthalmoscopique, je place à une assez grande distance (4 ou 5 mètres) derrière moi, et un peu sur le côté, un écran divisé par des lignes horizontales et verticales (P, fig. 4). En observant le fond de l'œil à l'aide de cet ophthalmoscope, je puis donner facilement au second miroir (m m, fig. 4) une inclinaison telle qu'il réfléchisse dans mon œil l'image de l'écran. De cette façon, je vois le fond de l'œil examiné divisé en un système de coordonnées (B D, fig. 4), à l'aide desquelles il est facile de juger de la grandeur d'un objet de ce fond d'œil. J'ai trouvé avantageux de faire la division du champ de projection blanche sur fond noir et non noire sur fond blanc.

L'écarteur (fig. 5). — Nous évitons, autant que possible, de nous servir d'un écarteur. Nous en avons même proscrit l'emploi dans l'opération de la cataracte.

Mais, pour les cas où il n'est pas possible de s'en passer, nous avons apporté à l'écarteur ordinaire la modification suivante :

Les deux barres qui relient les crochets destinés à supporter les paupières ont été supprimées. Car nonseulement elles sont inutiles, mais elles peuvent même devenir dangereuses. Ainsi, en exécutant le mouvement de bascule nécessaire pour retirer l'instrument, elles peuvent s'engager dans la plaie, surtout si l'on opère par en haut, ou exercer tout au moins sur l'œil une pression dangereuse, et très-pénible pour le malade.

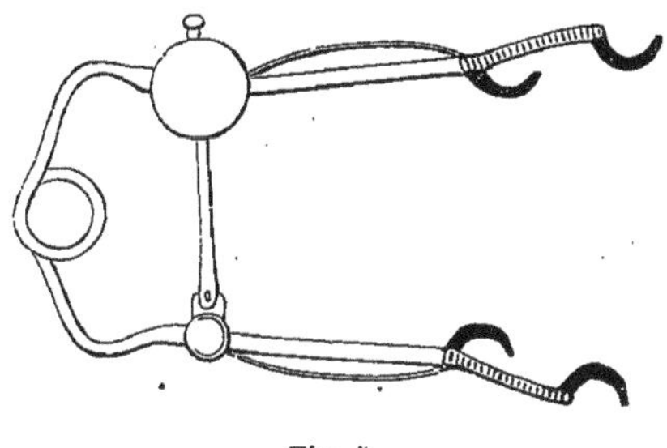

Fig. 5.

Elles sont donc remplacées par deux simples crochets, à chaque branche de l'instrument, assez écartés l'un de l'autre pour ne jamais presser sur l'œil.

L'écartement des crochets est tel que les deux du bas s'engagent entre ceux du haut. Ainsi, en fermant l'ins-

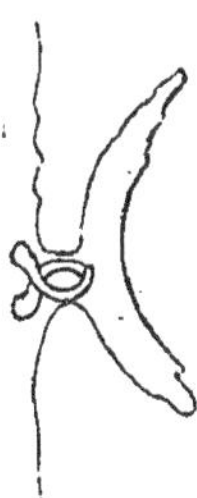

Fig. 6.

trument pendant qu'il est dans l'œil, les crochets de la branche inférieure s'engagent entre ceux de la branche supérieure, les dépassent et soulèvent la paupière supérieure ; ces derniers dégagent de même la paupière inférieure (fig. 6), de sorte que l'on peut retirer l'instrument tout droit sans l'incliner.

Pour éviter le contact si sensible du métal, nous avons fait recouvrir les quatre crochets de caoutchouc durci ; les barres qui séparent ces crochets servent à soulever les cils.

Un *photomètre* simple, pour déterminer l'éclairage des salles des Écoles.

Un grand nombre de nos confrères, des plus distingués, ont honoré notre clinique de leur visite ; nous nommerons, parmi eux, MM. Donders, d'Utrecht ; Quaglino, de Milan ; Becker, de Heidelberg ; Testelin, de Lille ; Reymond, de Turin ; Mandelstamm, de Kieff ; Boeckmann, de Bergen ; Marmion, de Washington ; Carreras y Arago, de Barcelone ; Hirschberg, de Berlin ; Hosch, de Bâle ; Nuel, de Louvain ; Businelli, de Rome ; Fuchs, de Vienne ; Van der Meulen, de Hollande ; Dufour, de Lausanne ; Metaxas, de Marseille ; Sperino, de Turin ; Chronis, de Smyrne ; Gayet, de Lyon ; Neville, de Cork ; Roeder, de Heidelberg ; Forbes, de Londres ; Diamantopulos, d'Athènes ; Monoyer, de Lyon ; Tamamchef, de Tiflis ; Coggin, de Salem (Mass.) ; Williams, de Boston ; Holmberg, de Helsingfors ; Osio, de Barcelone ; Mamoré, du Brésil ; Labrouche, de Bordeaux ; Watson, de Melbourne ; Appia, de Genève ; Schutz, de Ischl ; Bribosia, de Namur ; Brettauer, de Trieste ; Coppez, de Bruxelles ;

Œttinger, de Munich ; Libbrecht, de Gand ; Sous, de Bordeaux ; Constantinidis, de Chios ; Mulhall, de Londres ; Gross, de Nancy ; Ramonell, de Palma de Mallorca ; Dulin, de Baltimore ; Chibret, de Clermont-Ferrand ; Hornemann, de Copenhague ; Story, de Dublin ; Lubinsky, de Kronstadt ; Wolfe, de Glasgow ; Cuignet, de Lille ; Holmberg, de Helsingfors ; Treitel ; von Holstein ; Vilar ; Grossmann ; Coldstream ; Deutschmann ; Soto Lopez ; Astengo et autres ; un très-grand nombre de confrères non spécialistes et d'étudiants en médecine.

Nous leur offrons ici nos hommages, en les priant de vouloir bien nous continuer le bienveillant intérêt qu'il leur a plu de nous témoigner.

Nous ne pouvons terminer ce compte rendu sans adresser tous nos remerciements à notre collaborateur et ami M. le docteur Daumas, pour le concours si éclairé et si dévoué qu'il nous a donné dans l'accomplissement de notre tâche pendant cette dernière année.

Enfin, nous nous plaisons à rendre justice au zèle et au dévouement de MM. les docteurs Stoeber, Bousquet et Ruhlmann qui nous ont assisté, et dont le dernier est actuellement encore notre chef de clinique.

COULOMMIERS. — TYPOG. PAUL BRODARD.